LES MALADIES QUI SE TRANSFORMENT
ET LES MALADIES QUI S'EN VONT

LE

PALUDISME EN PUISAYE

PAR

M. le Docteur Louis ROCHÉ (de Toucy)

Ancien Interne des Hôpitaux de Paris

SECRÉTAIRE GÉNÉRAL DE LA SOCIÉTÉ MÉDICALE DE L'YONNE

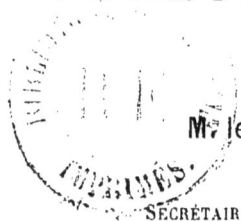

(Mémoire lu à l'Académie de Médecine le 2 Mai 1899)

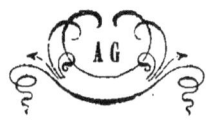

AUXERRE

IMPRIMERIE, LIBRAIRIE ET LITHOGRAPHIE ALBERT GALLOT

47, Rue de Paris, 47

1899

LES MALADIES QUI SE TRANSFORMENT

ET LES MALADIES QUI S'EN VONT

LE PALUDISME EN PUISAYE

PAR

M. le Docteur Louis ROCHÉ (de Toucy)

Ancien Interne des Hôpitaux de Paris

SECRÉTAIRE GÉNÉRAL DE LA SOCIÉTÉ MÉDICALE DE L'YONNE

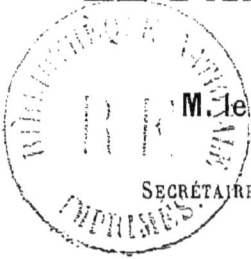

(Mémoire lu à l'Académie de Médecine le 2 Mai 1899)

MESSIEURS,

Lorsqu'après un long exercice médical on jette un regard sur le passé, on est tout étonné de constater qu'un changement notable s'est produit dans les faits pathologiques qui s'offraient à notre observation au début de notre pratique et ceux que nous voyons actuellement. Telle maladie que nous rencontrions exceptionnellement autrefois est fréquente aujourd'hui ; telle autre ne se présente plus avec le même cortège de symptômes qu'elle avait jadis ; d'autres enfin ont complètement disparu.

Cette remarque n'avait pas échappé à nos devanciers en France comme à l'Etranger et un certain nombre d'hygiénistes et de pathologistes ont fait antérieurement les mêmes observations que nous.

Pour n'en citer que quelques-uns nous mentionnerons parmi les étrangers :

CHRISTIANUS GODOF...-GRÜNER. — *Morborum antiquitates,* Breslau 1774 ;

HœSER. — *Lehbruch der Geschichte der médicin und der épidemischen kranckeiten*, 3ᵉ édition, Iéna, 1867.

HIRSCH. — *Handbruck der historisch geographischen pathologie*, 2ᵉ édition, Stuttgart, 1881-1886, 3 vol. in 8.

Parmi les Français :

OZANAM — *Histoire médicale générale et particulière des maladies épidémiques, contagieuses et épizootiques qui ont régné en Europe*, Lyon et Paris, 1817-1823, 4 vol. in-8 ;

ANGLADA. — *Etudes sur les maladies éteintes et les maladies nouvelles pour servir à l'histoire des évolutions séculaires de la pathologie*, Paris 1869.

THOMAS. — *Lecture sur l'histoire de la Médecine*, Paris 1885, 1 vol. in-8.

Dans le remarquable discours qu'il a prononcé en cédant le fauteuil à M. Panas, M. le professeur Jaccond a mentionné la tranformation de certaines maladies, de la pneumonie par exemple.

Cette observation est conforme à la nôtre et à celle de tous nos confrères voisins que nous avons interrogés. Il y a une trentaine d'années, à chaque printemps, nous étions appelés à soigner des cultivateurs qui présentaient tous les symptômes classiques de la pneumonie franche : appareil fébrile intense, frisson subit et prolongé, accompagné d'un point de côté violent, face vultueuse, langue sèche, crachats rouillés et phénomènes stéthoscopiques bien accusés. Cette affection était l'apanage des adultes jeunes encore et vigoureux. Les mêmes sujets étaient fréquemment repris plusieurs années de suite; nous en voyions de 25 à 40 par année — 34, par exemple, en 1869, 36, en 1870. Aujourd'hui, c'est à peine si annuellement deux ou trois cas se présentent à nous. En revanche, nous rencontrons de nombreuses congestions pulmonaires, de ces demi-fluxions de poitrine dans lesquelles une grande partie des symptômes jadis classiques font défaut, nous observons bon nombre de pneumonies infectieuses. En un mot la pneumonie est une *maladie qui se transforme*.

Un autre exemple : De 1865 à 1880, un grand nombre de jeunes filles se présentaient à notre consultation, portant des goîtres peu volumineux : médians, uni-latéraux ou bi-latéraux, qui cédaient presque toujours, pour ne pas dire toujours, à un traitement iodé continué pendant six mois ou une année. Cette variété d'hypertrophie thyroïdienne, que nous appelons *goître des jeunes filles* et que nous n'avons pas trouvée décrite suffisamment dans aucun auteur, disparaissait même souvent spontanément, car beaucoup de malades ne se faisaient pas traiter et, cependant, il était exceptionnel de voir des femmes d'un certain âge porteuses de ces tumeurs. Eh bien ! ce goître des jeunes filles, nous ne le rencontrons plus. C'est une *maladie qui s'en va...* de nos pays tout au moins.

A notre arrivée dans l'Yonne, les fièvres intermittentes étaient fréquentes dans la région où nous exerçons ; c'était certainement la maladie la plus répandue dans la contrée. Aujourd'hui, nous n'en voyons plus un seul cas, c'est encore une maladie *qui s'en va... de notre région.*

Nous pourrions multiplier les exemples et nous nous proposons, si le temps et les forces ne nous font pas défaut, de passer en revue une à une les *Maladies qui se transforment et les Maladies qui s'en vont.* La première étude que nous allons faire, celle que nous soumettons aujourd'hui à l'Académie, est celle de la *Disparition du Paludisme dans la Puisaye.*

DU PALUDISME DANS LA PUISAYE

En commençant ce travail, permettez-nous de vous exposer brièvement la géographie médicale de la région dans laquelle nous exerçons et qu'on appelle la Puisaye. Elle comprend plusieurs cantons de l'Yonne, un ou deux de la Nièvre, autant du Loiret. Le sol est humide, marécageux ; l'eau stagne souvent à la surface, car presque partout le sous-sol est argileux. De nombreuses sources y jaillissent et beaucoup de cours d'eau de peu d'importance la traversent. Au siècle dernier on y voyait une quantité d'étangs. On en voit encore un certain nombre d'une assez grande étendue, puisque l'un, celui de la Grand'Rue, dans le canton de Bléneau, n'a pas moins de 10 kilomètres de circonférence ; d'autres, l'étang de la Tuilerie, celui de Moutiers, ont de deux à trois kilomètres de long sur 500 mètres de large. Le terrain est boisé ; les champs sont entourés de haies et les chemins déblaviers, encaissés entre des talus élevés bordés d'arbres, de broussailles ou d'épines, sont souvent de véritables cloaques d'eau croupissante où les chevaux et les bœufs enfoncent jusqu'au poitrail, et où les charretiers s'embourbent fréquemment. Les grands chemins de commune à commune ou de hameau à hameau, qui étaient jadis semblables aux précédents, sont presque tous remplacés par de petites routes.

Les communes sont divisées en nombreux hameaux, elles comprennent beaucoup de fermes isolées et chaque centre d'habitation possède des mares qui sont souvent à sec pendant l'été et deviennent de véritables foyers d'infection. Les prés tourbeux sont en grand nombre, et le soir on voit des buées épaisses et lourdes s'élever au-dessus des prairies et le long des ruisseaux.

En résumé, c'est une région privilégiée pour les fièvres intermittentes, si on se rapporte aux descriptions des auteurs qui ont écrit sur le paludisme.

En effet jusqu'en 1870 le paludisme régnait en maître dans nos contrées. Quand nous sommes arrivé en Puisaye à la fin de 1861, la fièvre intermittente était la maladie dominante. Les habitants avaient *les fièvres* (c'était l'expression du pays) et on allait trouver le médecin pour se les faire *couper*, en attendant qu'elles recommencent ce qui ne tardait généralement pas. Notre excellent confrère et ami le Dr Legendre, qui nous a donné pour ce travail des documents très intéressants, nous dit qu'à son arrivée à Bléneau en 1850, sur dix malades, il y en avait huit atteints de fièvres intermittentes, la plupart à forme fièvre. Notre parent le Dr Charles Roché, qui vint exercer à Charny en 1852, dans une clientèle mi-partie de Puisaye, mi-partie de Gâtinais, région moins marécageuse cependant que la nôtre, a fait les mêmes remarques. Quant à nous, sans observer un nombre aussi considérable de faits de paludisme, nous en avons vu une grande quantité puisqu'en 1868, nous en avons eu à soigner 105 ; 92 en 1869. Si pendant les années qui précèdent nous en notons un peu moins, 63 en 1867 et 42 en 1865, cela tient à ce que notre clientèle était moins nombreuse à cette époque qu'elle l'est devenue depuis. Nous avons relevé d'année en année, exactement le nombre des fiévreux qui se sont adressés à nous, mais cette statistique ne peut donner que des indications approximatives. Car nous n'étions pas seul médecin à Toucy et la clientèle se partageait non seulement entre nos deux collègues, mais encore avec d'autres médecins du voisinage qui soignaient des malades dans des communes où nous exercions également. Dans cette période de 1861 à 1871, on ne curait pas une mare, on ne mettait pas un étang à sec sans voir éclater aussitôt des fièvres intermittentes. En dehors de ce que j'appellerai de petites épidémies, le paludisme régnait endémiquement. Nous constations toujours une recrudescence pendant les mois d'Août, de Septembre et d'Octobre. L'hiver, nous en observions beaucoup moins, mais il ne se passait pour ainsi dire aucun mois sans que quelque cas se présentât à nous. La forme dominante, était le type tierce, qui sur 105 malades appartenant à l'année 1868 a été notée 91 fois ; 58 fois sur nos 92 fiévreux de 1869. Puis venait le type quotidien qui de très inférieur de nombre au type tierce, lui devint presque égal quand le paludisme a commencé à décroître. Par ordre de fréquence on notait ensuite le type quarte, puis celui de double quarte ; celui de double tierce était le plus rare. Il ne se passait guère d'année sans que nous ayons affaire à deux ou trois fièvres pernicieuses de forme variable.

Nous pourrions encore grossir notre statistique, en énumérant les névralgies intermittentes, celle de la branche sus-orbitaire du trijumeau principalement pour lesquels nous étions fréquemment consulté, 15 ou 20 fois en moyenne chaque année, quelques névralgies intercostales, puis les fièvres rémittentes ou pseudo-continues, dont nous voyions tous les ans quelques spécimens, mais en nombre extrêmement variable d'une année à l'autre. Nous reviendrons sur ce sujet un peu plus loin.

Le sexe masculin était plus souvent atteint que le sexe féminin. Ceci n'a rien qui doive nous surprendre, l'homme étant plus occupé que la femme aux travaux du dehors et plus exposé, par conséquent, à la *malaria*. Pour le même motif c'est dans la classe des cultivateurs, fermiers, domestiques agricoles, terrassiers, qu'on trouvait le plus de malades. Cependant, nous en avons noté appartenant aux professions les plus diverses *et si le paludisme est surtout une maladie des campagnes (Laveran)*, les citadins n'en étaient pas non plus absolument indemnes.

Tous les âges en étaient également tributaires. Le nombre des enfants (sauf toutefois ceux à la mamelle qui n'en étaient qu'exceptionnellement atteints) égalait, à peu près celui des adultes. Les vieillards qui auraient dû présenter moins de résistance à l'intoxication paludéenne, y étaient au contraire bien plus réfractaires.

En 1870 nous avons été extrêmement étonné de voir le nombre de nos fiévreux diminuer tout à coup de moitié. De cent en chiffres ronds, contingent des deux années précédentes, il tomba à 52, à 50 en 1871. Legendre et Ch. Roché ont fait des remarques analogues. Pendant les années suivantes la progression a toujours été décroissante.

En 1880 nous en avons encore vu 12 cas et nous ferons observer que cette année on construisait deux lignes de chemin de fer qui avaient nécessité de grands mouvements de terrains dans les points réputés les plus malsains de nos régions. Depuis cette époque, en 1881, 82 et 83, nous notons encore deux ou trois cas, puis après rien, plus rien, la maladie a complètement disparu.

L'année dernière, cependant, nous avons rencontré deux faits qui auraient pu nous faire croire à une fièvre intermittente. Dans l'un il s'agissait d'un poseur du chemin de fer qui habitant un endroit sain et élevé avait subi une sérieuse atteinte d'influenza. Il avait des accès de fièvre quotidienne avec les trois stades : frisson, chaleur, sueur, assez bien caractérisés, mais ces accès n'étaient pas très réguliers. Cédant rapidement à la quinine, ils reparaissaient dès qu'on cessait le fébrifuge. Nous pen-

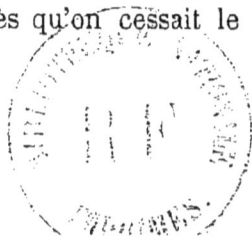

sons qu'il s'agissait dans l'espèce d'une fièvre infectieuse occasionnée par l'intoxication grippale.

Dans l'autre cas nous avions affaire à un homme de cinquante ans, d'apparence vigoureuse, qui rendait depuis six mois par l'anus des mucosités sanguinolentes et qui ne tarda pas à présenter une douleur fixe et une tuméfaction notable dans la région du rein gauche et de la rate. L'affection de nature néoplasique se termina par une péritonite foudroyante. Ce malade avait des accès de fièvre à forme intermittente et quotidienne et nous croyons devoir les attribuer à l'affection de la rate qui, lorsqu'elle est touchée, donne lieu à des accès périodiques suivant beaucoup d'auteurs.

Ainsi donc dans notre région baisse subite de moitié dans le nombre des fièvres depuis 1870 ; depuis 1880 ou pour mieux dire depuis 1884, le paludisme est lettre morte non seulement pour nous, mais pour les médecins de notre voisinage. Ceux qui exerçaient avant 1870 commencent à devenir rares. Trois seulement sont encore là aujourd'hui : MM. Tassin, Legendre et Ch. Roché et ils ont fait des observations absolument semblables aux nôtres. Quant à ceux qui se sont établis depuis et surtout ceux qui sont venus après 1880, la plupart nous ont dit n'avoir jamais vu de fièvre intermittente.

Un fait aussi étrange devait forcément attirer notre attention et nous avons dû nous demander à quelles causes il fallait attribuer cette dispariton du paludisme.

Un des membres de cette Académie qui a fait, pour la genèse du paludisme, ce que son ancien collègue de l'armée, Maillot, avait fait pour son traitement, M. Laveran, dans son bel ouvrage publié en 1884, parle du déplacement subit de l'épidémie palustre. Angello Celli, dans sa communication au Congrès de Berlin, en 1890, dit que la variation des cas devrait faire reviser de dix ans en dix ans la carte du pays à malaria et, un autre Académicien, appartenant lui aussi au corps de santé militaire, M. Léon Colin (*Traité des fièvres intermittentes, en 1870*), fait des remarques analogues.

Mais cette disparition de la maladie reconnaît souvent des causes qui éclatent à tous les yeux. Parmi celles que signalent les auteurs, nous trouvons le desséchement des marais, des étangs, l'assainissement du sol, le drainage, la modification de la culture, etc. Voyons si dans nos régions ces causes classiques peuvent être invoquées.

Et d'abord remarquons que dans notre contrée on n'a pas, depuis plus de 50 ans, desséché un seul étang. Bien plus, nous dit M. le Dr Ch. Roché, plusieurs étangs desséchés jadis ont été remis en eau. Par les grandes chaleurs de l'été, le niveau d'eau baissant, de vastes espaces couverts de vase sont laissés à nu comme par le passé. Pendant l'été on retire toute l'eau des grands étangs voisins de Bléneau, nous écrit le Dr Legendre, pour le service du canal de Briare. Ce n'est pas cela qui peut améliorer l'état sanitaire du pays.

Parmi les travaux exécutés depuis trente ans, nous devons signaler les petites routes de hameaux qui ont remplacé un certain nombre de chemins déblaviers. Nous ne nions pas que ces petites routes aient fait circuler l'air dans dans des points où le soleil ne pénétrait jamais et que l'écoulement de l'eau, rendu plus facile par des fossés et des aqueducs bien établis, aient constitué un progrès réel au point de vue de l'assainissement. Mais ces avantages ont été annihilés en grande partie par l'inconvénient suivant : En construisant ces nouvelles voies, on a dù rectifier les anciens chemins déblaviers et laisser des portions de chemins abandonnés, entourés de haies dans lesquelles l'écoulement des eaux ne s'effectue pas. On y trouve des flaques croupissantes, quelquefois de véritables mares qui se dessèchent en été et sont des foyers d'infection.

En 1880, 1881 et 1882, on a construit deux chemins de fer; les lignes de Triguières à Clamecy et d'Auxerre à Gien, qui traversent une grande partie de la Puisaye. De grandes masses de terre ont été remuées, on a été obligé d'enfoncer des pilotis dans des marécages; des couches argileuses ont été mises à nu, d'énormes déblais ont été faits. Peut-on considérer ces travaux comme des causes d'assainissement?

Quant au genre de culture, il n'a guère varié. Quelques terres ont été drainées, mais on a plutôt restreint qu'augmenté ce genre d'opération en raison du rapide encombrement de tuyaux qui les rendait promptement inutiles et on peut dire qu'à présent on ne draine plus guère dans nos pays. La culture est certainement plus intensive, on marne plus les terres, on leur fait rendre davantage, le sol plus souvent remué, doit assurément contenir moins de germes morbides.

Les habitations sont plus saines, beaucoup de maisons ont été reconstruites, les ouvertures sont plus larges. Enfin, le paysan se nourrit peut-être un peu mieux. En est-il plus fort et plus résistant à la maladie? Il nous est permis d'en douter si nous consultons nos observations personnelles et les statistiques des exemptions annuelles des conscrits.

Nous venons d'énumérer les causes qui peuvent être invoquées en faveur de l'assainissement. Parmi ces causes les unes sont réelles, mais sont-elles suffisantes pour expliquer la disparition complète du paludisme. Nous n'hésitons pas à répondre : Non ! Elles pourraient diminuer le nombre des malades, nous nous empressons de le reconnaître. Mais si on considère que dans la Puisaye, les causes les plus importantes du paludisme restent encore aujourd'hui, à peu de chose près, ce qu'elles étaient, il y a trente ans, qu'on y rencontre toujours des étangs en partie à sec l'été, qu'il y a toujours des mares que l'on cure, qu'il existe toujours des marécages, des tourbières, des chemins déblaviers remplis d'eau stagnante, on ne s'expliquera guère comment la maladie est *absolument* éteinte.

Nous disions tout à l'heure qu'on avait construit deux lignes de chemin de fer en 1880, 81 et 82 Nous avons été appelé à donner des soins à 3 ou 400 ouvriers se trouvant dans les plus déplorables conditions hygiéniques, habitant pour la plupart des installations provisoires. Quelles installations ! Eh bien ! ces ouvriers, ces chemineaux, travaillant dans des marécages ou pullulaient dix ans auparavant les fièvres intermittentes, n'ont point été malades. Nous nous reprenons car nous sommes trop absolu. Nous avons en trois ans, constaté chez eux *deux cas* de paludisme !

On a curé des ruisseaux, extrait de la tourbe, on nettoie toujours les mares, on répand encore sur le sol la vase qui en provient et jamais aujourd'hui les gens qui se livrent à ces travaux ne sont malades.

Quant aux conditions atmosphériques, elles ont été bien variables pendant ces quinze dernières années. Nous avons eu des inondations et de grandes sécheresses. Que les hivers aient été rigoureux comme celui de 79-80, doux comme celui de 96-97, que les étés aient été secs comme celui de 93, humides comme celui de 97, le résultat a été le même.

Mais, nous dira-t-on, il y a peut-être eu transformation de la maladie. Le paludisme est un protée qui peut revêtir diverses apparences et il peut exister aujourd'hui dans vos parages, sous d'autres formes. Lesquelles ? Nous n'avons que peu parlé jusqu'ici, des névralgies intermittentes, surtout de celle du rameau sus-orbitaire du trijumeau. Mais nous les rencontrions bien plus fréquemment autrefois et si c'est le seul trouble fonctionnel intermittent que nous observions encore aujourd'hui, il est bien plus rare, puisque de 20 annuellement, il est tombé à un ou deux cas par année. Et chacun sait qu'avec W. Mitchell, on ne considère plus aujourd'hui l'intermittence dans les névralgies comme l'apanage exclusif du paludisme et qu'on la rencontre même dans la névrite traumatique.

Nous en dirons autant de ces fièvres rémittentes, pseudo-continues qui jadis étaient moins fréquentes que les fièvres d'accès, mais se voyaient encore souvent. Nous ne les trouvons plus aujourd'hui.

Parlerons-nous de ces diverses formes larvées que l'on n'attribue au paludisme qu'à cause de l'intermittence. En dehors des névralgies on a décrit des paralysies, des épanchements articulaires, des arthrites à forme périodique. Bertrand a mentionné un torticolis, Widal un hoquet. Nous ne voyons pas plus ces formes aujourd'hui que nous ne les observions jadis.

Le paludisme ne s'est donc pas transformé dans nos contrées. Mais s'il a disparu et si on ne peut s'expliquer cette disparition par les causes classiques, quel est donc le motif qui l'a fait cesser ?

Laveran a donné dès 1884, comme véhicule de l'hématozoaire paludique le moustique qui le puiserait dans les marais et les étangs et le transmettrait à l'homme par piqûre. Depuis cette époque il a fait de nombreuses communications sur ce sujet. Pour ne parler que des dernières : dans la séance de l'Académie de médecine du

31 décembre 1898, il a analysé un travail du docteur Ross, médecin-major du service médical des Indes, qui attribue un rôle important aux moustiques dans l'infection palustre. Ce médecin a décrit la transformation dans le corps de certains de ces diptères d'un hématozoaire des oiseaux voisin de celui du paludisme et il a pû infecter des oiseaux en les faisant piquer par des moustiques nourris sur des oiseaux malades. Il y a quelques jours, le 27 avril, M Laveran a publié dans le Journal des Praticiens, sous ce titre : *Mesures à prendre contre les moustiques*, une étude où il reproduit les mêmes idées. Le moustique ne peut être incriminé dans notre pays par cette bonne raison qu'il y est fort rare, mais comme il l'a toujours été, nous sommes convaincu que bien peu de nos fiévreux ont été piqués par des *cousins*.

C'est en 1879 seulement que Laveran a découvert l'hématozoaire de la malaria. Il lui fallut de nombreuses recherches et beaucoup de temps avant d'arriver à déterminer ses quatre types : *corps sphériques, flagella, corps en croissant, corps segmentés ou en rosaces* Il dût soutenir dix ans de luttes pour convaincre ses adversaires. Mais si ses découvertes ne sont plus contestées, si on est arrivé à reproduire des accès périodiques en injectant le sang d'un sujet infecté dans le sang ou dans le tissu cellulaire d'un sujet sain, on n'a pu encore retrouver les hématozoaires dans l'eau des marais ou des étangs ou dans l'air qui les entoure. Par conséquent, à moins de découvertes récentes que nous ne connaissons point, les bactériologues eux-mêmes ne pourraient nous dire si l'hématozoaire qui donne naissance à la fièvre intermittente se trouve encore dans nos pays ou si, y existant, il serait devenu inoffensif pour nos populations.

Dans la circonstance, nous ne pouvons formuler qu'une

hypothèse. Pour nous, l'hématozoaire a disparu. Mais comment? A-t-il été emporté par des courants atmosphériques dans d'autres climats? A-t-il succombé à des maladies épidémiques, espèces de pestes qui peuvent sans doute atteindre les organismes inférieurs comme les animaux d'une structure plus perfectionnée? A-t il été victime d'autres êtres qui l'auront fait disparaître en vertu de la lutte pour la vie? Nous ne savons et nous laissons aux hygiénistes et aux savants qui s'occupent des infiniments petits le soin d'élucider un jour la question. Nous avons constaté un fait, voilà tout. Si dans d'autres localités françaises ravagées par le paludisme, en Sologne, dans les Landes ou la Bresse, par exemple, on fait des observations semblables aux nôtres, on pourra dire que les fièvres intermittentes n'ont pas seulement quitté la Puisaye, mais qu'elles s'en vont de la France.

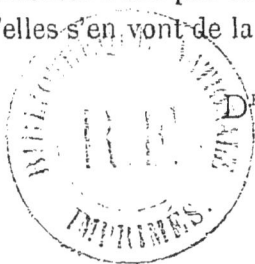

DR L. ROCHÉ.

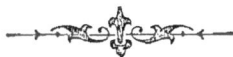

Auxerre, imprimerie Albert GALLOT, rue de Paris, 47. — 5-99

www.ingramcontent.com/pod-product-compliance
Lightning Source LLC
Chambersburg PA
CBHW050452210326
41520CB00019B/6175